BEI GRIN MACHT SICH IHR
WISSEN BEZAHLT

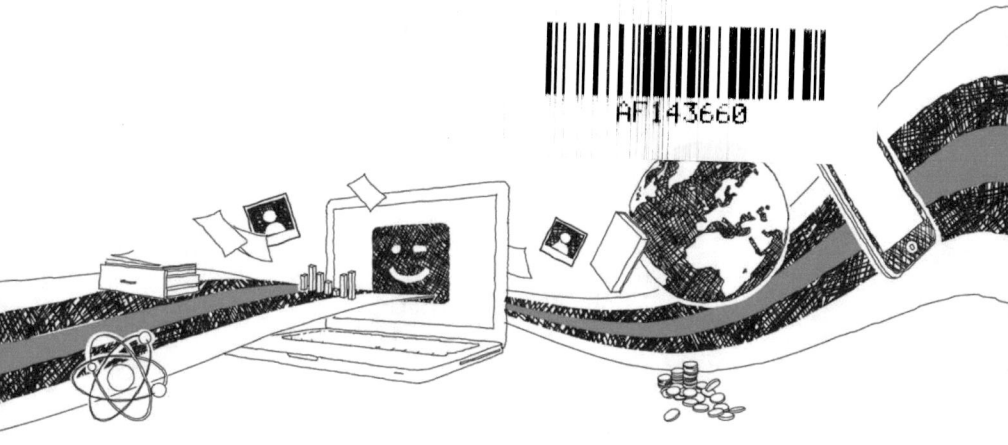

- Wir veröffentlichen Ihre Hausarbeit,
  Bachelor- und Masterarbeit

- Ihr eigenes eBook und Buch -
  weltweit in allen wichtigen Shops

- Verdienen Sie an jedem Verkauf

Jetzt bei www.GRIN.com hochladen
und kostenlos publizieren

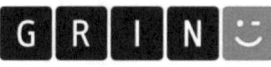

Unterstützung von Langzeitarbeitslosen durch den Empowerment-Ansatz

Aileen Pawlick

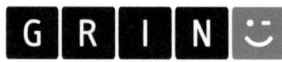

Bibliografische Information der Deutschen Nationalbibliothek:

Die Deutsche Nationalbibliothek verzeichnet diese Publikation in der Deutschen Nationalbibliografie; detaillierte bibliografische Daten sind im Internet über http://dnb.d-nb.de abrufbar.

ISBN: 9783346941299
Dieses Buch ist auch als E-Book erhältlich.

© GRIN Publishing GmbH
Trappentreustraße 1
80339 München

Alle Rechte vorbehalten

Druck und Bindung: Books on Demand GmbH, Norderstedt Germany
Gedruckt auf säurefreiem Papier aus verantwortungsvollen Quellen

Das vorliegende Werk wurde sorgfältig erarbeitet. Dennoch übernehmen Autoren und Verlag für die Richtigkeit von Angaben, Hinweisen, Links und Ratschlägen sowie eventuelle Druckfehler keine Haftung.

Das Buch bei GRIN: https://www.grin.com/document/1397043

Hamburger Fern-Hochschule

Psychologie (M.Sc.)

Hausarbeit
Langzeitarbeitslose unterstützen durch Empowerment

Modul Gesundheits- und Rehabilitationspsychologie (GRP)

Frühjahrssemester

von

Aileen Pawlick

29.07.2023

INHALTSVERZEICHNIS

1 EINLEITUNG

Im Zeitraum von Januar bis März 2023 waren ungefähr 2,6 Millionen Menschen arbeitslos gemeldet, davon ca. 33,8 Prozent Langzeitarbeitslose. Trotz der positiven Entwicklung gegenüber 2022 (ca. 37,9 Prozent) liegt die Langzeitarbeitsquote über die Jahre gesehen weiterhin hoch (Statista, 2023).

Für die betroffenen Menschen kann die Langzeitarbeitslosigkeit zu Einschränkungen bezüglich der gesellschaftlichen Teilhabe führen (Bundesagentur für Arbeit, 2022; Bundeszentrale für politische Bildung, 2022). Sie sind häufig mit Stigmatisierungen im sozialen Umfeld konfrontiert, was die Überwindung der Arbeitslosigkeit zusätzlich erschwert. Durch Untersuchungen konnte aufgezeigt werden, dass Langzeitarbeitslosigkeit zu Mutlosigkeit, Hilflosigkeit, Armut und einem schlechten Gesundheitszustand führen kann. Zudem steigt das Überschuldungsrisiko. Die Auswirkungen beschränken sich dabei nicht nur auf die betroffenen Personen selbst, auch für nahe Angehörige kann es zu Nachteilen kommen, die etwa den Wohlstand und das soziale Ansehen betreffen. Daneben ist Arbeitslosigkeit eine Herausforderung für die gesamte Gesellschaft, z. B. durch den Verlust von Steuereinnahmen und hohe Kosten für Arbeitslosengeld (Bundeszentrale für politische Bildung, 2022). Wirtschaftlich bleibt ein Teil des Erwerbspersonenpotenzials ungenutzt (Bundesministerium für Arbeit und Soziales, 2023). Daher ist die Vermeidung von Arbeits- und Langzeitarbeitslosigkeit häufig ein zentrales Ziel politischer Aktivitäten (Bundesagentur für Arbeit, 2022, S. 7).

Angesichts der hohen Anzahl von Langzeitarbeitslosen und der daraus resultierenden negativen Folgen wird in dieser Arbeit die Fragestellung untersucht: Wie können Langzeitarbeitslose durch den Empowerment-Ansatz unterstützt werden?

Die Arbeit ist in drei Bereiche gegliedert. Im ersten Teil wird auf die Definition von Langzeitarbeitslosigkeit und relevante Fakten eingegangen. Anschließend wird die Begrifflichkeit ‚Empowerment' näher erläutert. Im letzten Teil werden mögliche Interventionen und Maßnahmen thematisiert.

2   LANGZEITARBEITSLOSE

2.1   Definition

Im Sozialgesetzbuch ist in § 18 SGB III geregelt, wer in Deutschland als lang-zeitarbeitslose Person gilt. So werden Menschen bezeichnet, die ein Jahr oder länger durchgehend arbeitslos sind. Die Dauer der Arbeitslosigkeit wird nicht durch eine Teilnahme an einer Maßnahme nach § 45, eine Erkrankung oder eine sonstige Nicht-Erwerbstätigkeit bis zu sechs Wochen unterbrochen (Bundesagentur für Arbeit, 2022, S. 7; Sozialgesetzbuch, 2022).

2.2   Daten und Fakten

Laut Statista (2023) betrug der Anteil der Langzeitarbeitslosen in Bezug auf alle Arbeitslosen in Deutschland Anfang des Jahres 2023 ca. 33,8 Prozent. Das heißt, dass von den rund 2,6 Millionen arbeitslos gemeldeten Menschen ca. 885.000 langzeitarbeitslos waren.

Das Risiko, nach dem Eintritt der Arbeitslosigkeit langzeitarbeitslos zu werden, ist vor allem für diejenigen Personen hoch, die über sogenannte vermittlungs-hemmende Merkmale verfügen. Dies sind etwa Betreuung eines Kindes oder Fürsorge für ein Kind aufgrund fehlender Betreuungsmöglichkeiten, keine oder geringe Qualifikation, mangelnde Sprachkenntnisse, gesundheitliche Ein-schränkungen oder ein zu hohes Alter (Bundesagentur für Arbeit, 2022, S. 11).

Laut Wicker (2023) ist ein zu hohes Alter in Deutschland einer der häufigsten Gründe für Diskriminierung von Menschen am Arbeitsmarkt (Wicker, 2023, S. 62). Negative Altersstereotype haben direkte Auswirkungen auf das Verhalten, die Leistung, die Motivation, das Selbstvertrauen, die berufliche Selbstwirksam-keitserwartung und das Erleben der eigenen Beschäftigungsfähigkeit. Dies er-schwert den Wiedereinstieg in ein Arbeitsverhältnis für ältere Arbeitslose erheb-lich. Mit ‚beruflicher Selbstwirksamkeit' ist die Fähigkeit zu einer erfolgreichen beruflichen Neu- oder Umorientierung und der Glaube daran gemeint. Das heißt, Personen mit einer hohen beruflichen Selbstwirksamkeitserwartung ge-lingt es früher, in eine neue Beschäftigung zu gelangen. Dagegen erschwert eine geringere Selbstwirksamkeitserwartung den erfolgreichen Wiedereinstieg in das Berufsleben. Weitere negative Faktoren sind Dauer und Häufigkeit der Arbeitslosigkeit – je länger und je öfter eine Person davon betroffen ist, desto niedriger ist die berufliche Selbstwirksamkeit (Wicker, 2023, S. 62ff.).

3 EMPOWERMENT

3.1 Definition

Empowerment kann übersetzt werden mit ‚Selbstbefähigung', ‚Selbstermächtigung', ‚Autonomie' und ‚Stärken von Eigenmacht' (Herriger, 2020, S. 13; Lenz, 2011, S. 13). Beim Empowerment-Konzept wird der Blick auf die Kräfte der Selbstgestaltung sowie auf die Ressourcen der adressierten Person gerichtet, mit dem Fokus, produktiv zur Veränderung von belastenden Lebensumständen beizutragen. Das Ziel dieses Konzeptes ist es, die Menschen zur Entdeckung ihrer eigenen Stärken zu ermutigen, ihre Fähigkeit zu Selbstbestimmung und Selbstveränderung zu stärken sowie einen Zugewinn von Autonomie, sozialer Teilhabe und eigenbestimmter Lebensregie zu fördern (Herriger, 2020, S. 7). Im Zentrum des Empowerments steht zu jeder Zeit der partnerschaftliche Umgang zwischen den beteiligten Personen (Lenz, 2011, S. 23).

3.2 Geschichte des Empowerment-Konzeptes

Das Empowerment-Konzept entstand in Verbindung mit der Bürgerrechtsbewegung der 1960er-Jahre in den USA sowie mit den sozialen, feministischen und Selbsthilfebewegungen (Lenz, 2011, S. 13). Es richtet in diesem Zusammenhang die Aufmerksamkeit auf Strukturen von sozialer Ungleichheit, Diskriminierung und Ausgrenzung (Herriger, 2020, S. 14f.).

Heute findet das Konzept Anwendung in den Bereichen Gesundheitsförderung, Selbsthilfe, Psychiatrie, Jugendhilfe, Organisationentwicklung (Bundeszentrale für gesundheitliche Aufklärung (BZgA), 2021) sowie in der Sozialen Arbeit, der Pflege und der Personalführung (Wettstein, 2016, S. 16). Im Gesundheitswesen hat sich der Begriff ‚Patienten-Empowerment' etabliert (Bundeszentrale für gesundheitliche Aufklärung (BZgA), 2021). Hierbei ist das Ziel, durch Informationsaustausch, Mitwirkung und Mitentscheidung die Position der Patientin oder des Patienten zu verbessern (Reichardt & Gastmeier, 2013). Dieses Konzept zeigt eine neue Kultur des Helfens (Herriger, 2020, S. 8), bei der die Autonomie sowie die Lebenserfahrung und die Lebensentscheidungen der betroffenen Person anerkannt und zukunftsoffene Prozesse des Erkundens, des Entdeckens und der Selbstveränderung angestoßen werden (Herriger, 2020, S. 255).

3.3 Verschiedene Perspektiven von Empowerment

Es können nach Herriger (2020, S. 14–17) vier Perspektiven bezüglich des Begriffs Empowerment unterschieden werden: politisch, lebensweltlich, reflexiv und transitiv.

Im politischen Sinn wird durch Empowerment die strukturell ungleiche Verteilung politischer Macht und Einflussnahme thematisiert. Dieser Ansatz findet sich insbesondere im Kontext der Bürgerrechtsbewegung wieder, die sich parteilich für unterdrückte Gruppen engagiert. Das Ziel von Empowerment ist es, die Macht im Hinblick auf die Selbstbestimmung und die Kontrolle der Menschen über das eigene Leben gerechter zu verteilen und zu verändern (Herriger, 2020, S. 14f.).

Bei der lebensweltbezogenen Definition von Empowerment liegt der Schwerpunkt auf der Aneignung von Stärke, Kompetenz, Durchsetzungsvermögen und persönlichem Handlungsspielraum. Es geht um die Herstellung von Selbstbestimmung und darum, dass belastende Lebensumstände von Menschen aus eigener Kraft zu bewältigen sind. Dabei wird das Urteilsvermögen von Individuen in Bezug auf eine autonome Lebensform thematisiert. Das Empowerment-Konzept findet sich vor allem in der Sozialen Arbeit und der Gemeindepsychologie wieder und beschreibt ein optimistisches Menschenbild (Herriger, 2020, S. 15).

Bei der reflexiven Definition von Empowerment wird die aktive Aneignung von Gestaltungsmöglichkeiten durch Personen betont, die von Machtlosigkeit und Ohnmacht betroffen sind. Diese organisieren für sich und für andere Menschen in einer ähnlichen Lebenssituation mehr ‚Lebensregie' und Autonomie z. B. durch Projekte und Initiativen, die in der Tradition der Bürgerrechtsbewegung stehen. Empowerment bezeichnet in diesem Kontext einen selbstinitiierten und eigengesteuerten Prozess der (Wieder-)Herstellung von Selbstbestimmung in der Gestaltung des eigenen Lebens. Dieser kann somit nicht von Fachleuten hergestellt oder verordnet werden (Herriger, 2020, S. 16f.).

Empowerment lässt sich auch aus einer professionellen Perspektive betrachten. Der Fokus dieser transitiven Sichtweise richtet sich auf den Leistungskatalog der mitarbeitenden Personen psychosozialer Dienste und Einrichtungen. Diese fördern und unterstützen die Prozesse der Aneignung von Kräften zur Selbstgestaltung bei der adressierten Person und ermutigen diese. Wird das

Empowerment-Konzept als fachliches Selbstverständnis gesehen, wird der Fokus nicht auf die individuellen Defizite und die Hilfsbedürftigkeit der Betroffenen gelegt, sondern vielmehr auf ihre Stärken und Fähigkeiten (Herriger, 2020, S. 17).

3.4 Psychosoziales und psychologisches Empowerment

In der psychosozialen Praxis zielt Empowerment darauf ab, Menschen zu ermutigen und zu befähigen, ihre eigenen Stärken und Kompetenzen wahrzunehmen und ihre Potenziale zu entfalten. Damit richtet sich der Blick auf die Ressourcen, Schutzfaktoren und Resilienzen von Menschen. (Lenz, 2011, S. 15).

Der Begriff ‚Ressource' kann als ‚Kraftquelle' verstanden werden (Möbius & Friedrich, 2010, S. 14), die in externe und interne Faktoren eingeteilt werden kann. Externe Ressourcen sind z. B. soziale Netzwerke, soziale Unterstützung, das Arbeitsumfeld und das Verfügen über finanzielle Mittel. Interne Ressourcen hingegen betreffen das Individuum, also seine psychologischen Eigenschaften, Kompetenzen und körperlichen Merkmale. Dies können z. B. Persönlichkeitsmerkmale wie Selbstwirksamkeitsüberzeugung, Optimismus, Intelligenz und Handlungskompetenzen sein. Als körperliche Ressourcen können das Immunsystem, die physische Fitness und das Körpergefühl verstanden werden. Ressourcen spielen in der Salutogenese eine zentrale Rolle, weil sie Menschen in belastenden Situationen dabei helfen können, diese erfolgreich zu bewältigen (Faltermaier, 2022). Unter Resilienz wird die Widerstandsfähigkeit eines Individuums verstanden, die sich trotz ungünstiger Lebensereignisse erfolgreich entwickelt. Dabei baut Resilienz auf einer Vielzahl von Schutzfaktoren auf. Es gibt personale (z. B. weibliches Geschlecht, Selbstwert und Intelligenz), familiäre (z. B. Bindungsqualität) und soziale (z. B. Freundschaften) Schutzfaktoren (Dorsch & Verlag Hans Huber, 2020). Herriger (2020) unterteilt die psychosozialen Schutzfaktoren in personale und soziale Faktoren. Erstere sind vorwiegend Persönlichkeitsmerkmale, die Handlungsvorgänge und Selbstwahrnehmung ermöglichen. Soziale Schutzfaktoren sind hingegen vom sozialen Umfeld abhängig, also von der Art und dem Umfang der Unterstützung, die ein Mensch in seiner Umgebung empfindet und erlebt. Diese beiden Faktoren unterstützen die Bildung von Widerstandsfähigkeit und können dabei helfen, herausfordernde Lebensereignisse zu meistern. In der Folge wird durch die erworbenen Schutzfaktoren die Selbstbestimmung gestärkt und Menschen fühlen sich zum eigenständigen Leben befähigt. Der Handlungsspielraum erweitert sich und aktive Verhaltensweisen werden angeregt (Herriger, 2020, S. 220f.).

Beim psychologischen oder auch individuellen Empowerment steht das persönliche Erleben im Mittelpunkt (Schermuly, 2016, S. 16) und die persönlichen Niederschläge von Empowerment-Erfahrungen werden untersucht. Als Metapher für psychologisches Empowerment kann der ‚Schutzschild' genannt werden, der sich gegen die erlernte Hilflosigkeit und die daraus entstehende Bedrohung für die Selbstbestimmung des Individuums richtet. Die daraus erworbene seelische Widerstandsfähigkeit kann auf drei Ebenen erfasst werden: auf jener der Selbstwerterfahrung, der Kompetenz-Ausstattung und der Handlungsmotivation (Herriger, 2020, S. 218). Wie oben beschrieben, baut die Widerstandsfähigkeit auf einer Vielzahl von Schutzfaktoren auf.

3.5 Empowerment-Prozesse

Empowerment-Prozesse setzen beim Individuum, bei Gruppen, Organisationen oder Strukturen an. Sie können als ein Vorgang der Bemächtigung von Einzelnen oder Gruppen verstanden werden, denen es gelingt, die Kontrolle über die Gestaltung des eigenen Lebens wieder zu erlangen (Lenz, 2011, S. 13). In Empowerment-Prozessen werden hierarchische oder bevormundende Ebenen verlassen und die vorhandenen Stärken und Ressourcen der Menschen werden gesucht und betont. Wesentliche Strategien sind dabei die Förderung von Partizipation, Teilhabe und Gemeinschaftsbildung (Bundeszentrale für gesundheitliche Aufklärung (BZgA), 2021). Die Ausgangslage ist stets das Erleben von Machtlosigkeit sowie Fremdbestimmung, also die Erfahrung des Verlustes von Selbstbestimmung und Autonomie (Herriger, 2020, S. 57). Ergebnisse gelungener Prozesse sind demzufolge die Wiederherstellung der Handlungsfähigkeit, ein gestärktes Selbstbewusstsein (Bundeszentrale für gesundheitliche Aufklärung (BZgA), 2021) sowie die Erkennung und Umsetzung eigener Ressourcen, Potentiale und Stärken (Herriger, 2020, S. 16). Um Empowerment-Prozesse anzustoßen, können Leitfragen genutzt werden. Im Nachfolgenden werden exemplarisch mögliche Fragen nach Lenz (2011, S 16f.) aufgeführt:

Wie kann eine ressourcenorientierte Haltung von Beginn an seitens der professionellen Fachkraft eingenommen werden?

Wie kann ein Zugang zu den Ressourcen durch die betroffene Person aktiviert werden und welche Zweifel gibt es ihrerseits?

Welche Potenziale werden von der betroffenen Person bei sich selbst, in der Familie und von der professionellen Fachkraft wahrgenommen?

Auf welcher Ebene (personal, familiär und sozial) können die identifizierten Ressourcen genutzt, aktiviert und gefördert werden?

Welche Ziele und welchen Auftrag gibt es seitens der betroffenen Person und der Fachkraft?

3.6 Mögliche Hindernisse von Empowerment

Auch wenn Empowerment als Konzept der Gleichstellung, der Autonomie und der Ressourcen- und Stärkenorientierung verstanden wird, besteht dennoch in zahlreichen Fällen eine ungleiche Machtverteilung zwischen helfender und beratender Person. Grund dafür ist das doppelte Mandat in der Sozialen Arbeit (Theunissen & Plaute, 2002, S. 60). In diesem Zusammenhang kann durch verpflichtende Beratungsgespräche, bei denen als Hauptziel die Integration in ein Arbeitsverhältnis im Fokus steht, und den daraus entstehenden Zwangskontext ein Gefühl von Handlungsunfähigkeit bei der betroffenen Person ausgelöst werden. Die daraus resultierende fehlende innere Überzeugung kann den Beratungserfolg beeinträchtigen (Wicker, 2023, S. 63). Es bedarf daher einer ständigen Reflexion der eigenen Macht- und Kontrollausübung (Herriger, 2020, S. 84).

Eine Person, die Empowerment fordert, sollte sich auch mit der Frage auseinandersetzen, inwiefern die Ideologie der Autonomie und Selbstbestimmung mit dem eigenen Menschenbild übereinstimmt. Werden Menschen in erster Linie eher als handlungsmächtig oder als nicht handlungsmächtig gesehen (Wettstein, 2016, S.19)? Es erfordert zudem Mut, Offenheit, Fantasie, um neue Prozesse der Lebensveränderung anzustoßen, sowie Vertrauen in sich selbst und andere zu haben (Herriger, 2020, S. 261). Des Weiteren kann eine Forderung nach mehr Eigenverantwortung durch die Betroffenen als eine Form der Fremdbestimmung wahrgenommen werden (Enggruber, o. J., S. 5).

Zudem sollten für die Realisierung der Empowerment-Perspektive im professionellen Alltag bestimmte förderliche strukturell-institutionelle Rahmenbedingungen vorausgesetzt werden. Ein zentraler Aspekt ist, dass der Empowerment-Ansatz auch in der jeweiligen Einrichtung gelebt wird. Dafür bedarf es keiner erheblichen Umgestaltung, es genügen z. B. die Schaffung einer Atmosphäre der Ermutigung, das Einbringen innovativer Ideen und der Aufbau transparenter Strukturen (Lenz, 2011, S. 19). Ein weiteres Mittel, das sich bewährt hat, ist der Empowerment-Zirkel. Hierbei handelt es sich um ein Instrument der Organisationsentwicklung mit dem Ziel der gemeinsamen Erarbeitung von Empowerment-förderlichen Organisationsstrukturen. Inhalte dieses Zirkels sind z. B. ein Perspektivenwechsel von der Defizit- zur Stärkenorientierung, die Verständigung auf ein gemeinsames Leitbild, die Transparenz von Informationen und Entscheidungen sowie eine partizipative institutionelle Entscheidungsstruktur (Herriger, 2020, S. 252ff.).

4 INTERVENTIONEN

Im Folgenden werden mögliche Interventionen nach dem Empowerment-Prinzip aufgeführt.

4.1 Motivational Interviewing

Laut Lenz (2011, S. 18) stößt die professionelle Unterstützung durch Empowerment an eine Grenze, wenn Personen aufgrund eines Leidensdrucks oder einer akuten Hilfsbedürftigkeit nicht über ein ausreichendes Maß an innerer Freiheit sowie an Handlungs- und Entfaltungsspielraum verfügen. In dieser Phase neigen Menschen dazu, eine passive und abhängige Rolle einzunehmen und suchen in erster Linie Sicherheit und Versorgung. Das Empowerment wäre an dieser Stelle kontraproduktiv und würde eher zu Abwehr und Widerstand bei den Betroffenen führen. Sie würden sich in ihrer problematischen Ausgangslage nicht ernst genommen fühlen. Daher ist es zunächst notwendig, ihnen genügend Raum und Zeit zu gewähren, um sich von den Sorgen und belastenden Erfahrungen emotional befreien zu können. Erst wenn diese Grundbedürfnisse ausreichend verstanden und befriedigt worden sind, ist ein geeignetes Fundament geschaffen, auf dem der Empowerment-Ansatz aufbauen kann (Lenz, 2011, S. 18). Um die Chancen auf eine produktive Zusammenarbeit zu erhöhen, kann die motivierende Gesprächsführung, auch ‚Motivational Interviewing' genannt, ein hilfreiches methodisches Instrument sein. Es handelt sich hierbei um einen klientenzentrierten Ansatz, der in der Therapie von Suchterkrankungen entwickelt wurde. Er ist geeignet für Menschen, die eine lange Erfahrungsgeschichte erlernter Hilflosigkeit durchlebt haben. Das Ziel des Motivational Interviewing ist, dass die Betroffenen ihre eigene Kraft und Motivation für eine Veränderung finden und weiterentwickeln. Die Person soll hierbei ermutigt werden, die Vor- und Nachteile des eigenen Problems zu erkennen und eine

Veränderung zu wagen. Das methodische Vorgehen bei dieser beratenden Intervention teilt sich in zwei Phasen. In der ersten stehen die Erkundung von Ambivalenzen und die Förderung der Veränderungsbereitschaft im Mittelpunkt. Sobald Veränderungsmotivation vorhanden ist, geht es in der zweiten Phase um die Festlegung konkreter Ziele und Wege und um die Formulierung eines verbindlichen Veränderungsplanes. Diese Intervention beruht auf drei Grundüberzeugungen. Die erste basiert auf dem Ambivalenz-Modell: Beim Motivational Interviewing wird davon ausgegangen, dass Menschen in Lebensschwierigkeiten sich in einer Zwiespältigkeit, also in einem ambivalenten Zustand, befinden und dass es Gründe für und gegen eine Veränderung gibt. Ziel ist es, diese Ambivalenz mit der betroffenen Person zu erkunden und eine intrinsische Veränderungsmotivation zu fördern. Die zweite Grundüberzeugung beinhaltet die Gewissheit, dass jeder Mensch ein produktives Veränderungspotential in sich trägt. Die Gesprächsführung hat hier das Ziel, die intrinsische Motivation für Veränderungen zu wecken. Dabei bestimmt die betroffene Person selbstständig über die Themenwahl der Ambivalenzen, das Tempo, die Grenzen und die Schrittfolge des möglichen Veränderungsprozesses. Die dritte Grundüberzeugung betrifft die Selbstständigkeit während des Beratungsverlaufs und den Respekt vor der Selbstbestimmung der ratsuchenden Person. Das beinhaltet auch zu akzeptieren, dass der Mensch, der die Beratung in Anspruch nimmt, im aktuellen Zustand bleiben möchte und keine Veränderung anstrebt. Dieser Widerstand kann als Ausdruck eines Beziehungskonflikts zwischen Beratenden und Ratsuchenden verstanden werden. Die beratende Interaktion beim Motivational Interviewing stimmt mit den Empowerment-Prinzipien überein, die eine optimistisch-zukunftsgerichtete Ressourcen- und Zielorientierung beinhalten (Herriger, 2020, S. 101 – 105).

4.2   Priming-Intervention

Wie im Kapitel ‚Empowerment' beschrieben, wird bei der Empowerment-Arbeit der Blick auf Ressourcen, Schutzfaktoren und die Resilienz von Menschen gerichtet. Ein zentrales Merkmal ist z. B. das Stärken der Selbstwirksamkeit. Auf dieses zielt die nachfolgend dargestellte Intervention ab, indem sie die Selbstwirksamkeitserwartung bei älteren Arbeitslosen durch Priming positiv verändert. Diese Gruppe ist, wie eingangs erwähnt, besonders stark von Altersdiskriminierung betroffen. Nachfolgend wird der Begriff ‚Priming' kurz erklärt und beschrieben, wie es eingesetzt werden kann.

‚Priming' bedeutet die Beeinflussung des Denkens, Fühlens, Wahrnehmens und Handelns durch das Hervorrufen impliziter Gedächtnisinhalte anhand bestimmter Reize wie Wörter, Bilder oder Geräusche. Der geprimte Reiz aktiviert z. B. Stereotype, die dann den Gemütszustand, die Informationsverarbeitung und das nachfolgende Verhalten beeinflussen können, ohne dass dies der betroffenen Person aktiv bewusst wird (Bermeitinger, 2022; Wicker, 2023, S. 64). Die Methode des Primings kann genutzt werden, um das Verhalten bzw. die berufliche Selbstwirksamkeit positiv zu verändern. Hierfür wird primendes Bildmaterial in ein vorhandenes Beratungssetting integriert. Eine gängige Praxis ist in diesem Zusammenhang das Priming über Stereotype. Das heißt, es kann z. B. ein positives Bild von der Erwerbstätigkeit älterer Menschen durch primendes Bildmaterial bei den betroffenen Personen hervorgerufen werden (Wicker, 2023, S. 63f.). Durch die Studie von Wicker (2022) konnte aufgezeigt werden, dass der Einsatz primenden Bildmaterials zu einer Erhöhung der wahrgenommenen beruflichen Selbstwirksamkeitserwartung insbesondere bei Langzeitarbeitslosen führt. Aus der Untersuchung wurden folgende Handlungsempfehlungen für die Anwendung von Priming-Interventionen abgeleitet: (1) positive stellvertretende Erfahrungen ermöglichen, (2) auf größtmögliche Ähnlichkeit des gewählten Bildes zu den Ratsuchenden achten, (3) Interpretationsspielraum zulassen, (4) Schwerpunkt auf Emotionen und Fähigkeiten legen, (5) die stellvertretenden Person aktiv und kompetent bei einer Tätigkeit darstellen, (6) Priming unbewusst wirken lassen und nicht aktiv thematisieren, (7) Möglichkeit: Entsprechende Poster, Fotos, Postkarten o. Ä. sollten im Beratungssetting präsent sein. Als letzter Punkt wird empfohlen, dass die selbstwirksamkeitsfördernde Maßnahme zu jedem Zeitpunkt der Beratung begonnen werden kann (Wicker, 2023, S. 64 – 66).

4.3   Gruppenintervention – Innovationsprojekt ‚Radar'

Aus einem Erfahrungsaustausch mit dem Jobcenter in Offenbach und dem niederländischen Beratungsunternehmen Radar entwickelte sich eine produktive Kooperation und es entstand ein innovatives Projekt (Hofmans et al., 2012, S. 7). Das Unternehmen Radar (2020) mit Sitz in Amsterdam ist im Bereich der öffentlichen Verwaltung wie etwa in Kommunen, Arbeitsagenturen und Jobcentern sowie in der Sozialpolitik tätig (Hofmans et al., 2012, S. 46). Es hat schon einige erfolgreiche Projekte in der Arbeitsförderung wie ‚Kunden aktivieren Kunden', ‚Vererbung von Arbeitslosigkeit durchbrechen' und ‚Niemand im Abseits' durchgeführt (Hofmans et al., 2012, S. 17–21).

Aufgrund von Budgetreduzierungen in Deutschland wurden vom Jobcenter Offenbach Wege gesucht, mit kleinerem Etat gute und wirkungsvolle Ansätze zu erzielen. Im Jahr 2010 richtete das Jobcenter daher den Fokus auf Gruppenberatung. Für diesen neuen Ansatz entwickelte das niederländische Unternehmen ein maßgeschneidertes Konzept. Dieses Konzept beinhaltet sowohl ein Training für die professionellen Fachkräfte als auch die Integration des Verfahrens in die Prozesslandschaft des Jobcenters (Hofmans et al., 2012, S. 7). Das neu entstandene Innovationsprojekt konnte nach der Einführung und Durchführung als äußerst erfolgreich bewertet werden. Ein zentrales Element der Gruppenintervention ist, dass die betroffenen Personen bei der Lösung ihrer Probleme und der Integration in die Erwerbstätigkeit selbst aktiv und steuernd werden. Das heißt, dass keine vorgefertigten Maßnahmen vorgesetzt, sondern diese gemäß dem Empowerment-Prinzip selbst entdeckt werden sollten. Die gegenseitige Motivierung und Unterstützung in Gruppen sowie die Fokussierung auf persönliche Stärken der betroffenen Personen sind weitere wesentliche Merkmale dieses Vorgehens. Durch diesen Ansatz soll die Qualität auf dem Gebiet für professionelle Fachkräfte verbessert werden sowie ungenutztes Potenzial bei den Arbeitslosen aktiviert und für die Gesellschaft nutzbar gemacht werden (Hofmans et al., 2012, S. 9ff.). Sollte nach einer angemessenen Zeit jedoch keine Eingliederung in den ersten Arbeitsmarkt absehbar sein, ist die Forderung einer Gegenleistung der betroffenen Person an die Gesellschaft eine passende Alternative (Hofmans et al., 2012, S. 12).

5 ZUSAMMENFASSUNG UND FAZIT

Die Fragestellung dieser Arbeit kann aus verschiedenen Perspektiven beantwortet werden. Zum einen ist es von Bedeutung, die Risiken und die sogenannten vermittlungshemmenden Merkmale, die zur Langzeitarbeitslosigkeit führen können, zu kennen, wie fehlende Kinderbetreuung, keine oder geringe Qualifikation, mangelnde Sprachkenntnisse, gesundheitliche Einschränkungen oder hohes Alter. Zum anderen ist es notwendig, den Empowerment-Ansatz bzw. das Empowerment-Konzept, das die Selbstbefähigung in den Vordergrund stellt, zu verstehen. Daher wurde ausführlich auf den Begriff ‚Empowerment' und das daraus entstandene Konzept eingegangen. Dieses beinhaltet eine neue Kultur des Helfens, bei der die Autonomie, die Selbstbestimmung und die Lebensentscheidungen der betroffenen Personen anerkannt und zukunftsoffene Prozesse des Erkundens, des Entdeckens und der Selbstveränderung angestoßen werden. Im Zentrum steht hierbei immer ein partnerschaftlicher

Umgang zwischen den beteiligten Personen. Dabei ist es essenziell, sich mit der Frage auseinanderzusetzen, wie diese Ideologie mit dem eigenen Menschenbild und den Werten übereinstimmt. Denn es erfordert Mut, Offenheit und Fantasie, um neue Prozesse der Lebensveränderung anzustoßen, sowie Vertrauen in sich selbst und andere. Dafür ist ein ständiges Reflektieren der eigenen Macht- und Kontrollausübung erforderlich. Damit Menschen fähig sind, ihre Stärken, Kompetenzen und Potenziale zu entfalten, benötigen sie fördernde Ressourcen, Schutzfaktoren und Resilienzen. Dabei kann der ‚Schutzschild' dienen, um die erlernte Hilflosigkeit zu überwinden. Der Empowerment-Prozess kann genutzt werden, um einen positiven Gesprächsverlauf zu unterstützen und die Handlungsfähigkeit wiederherzustellen. Um diesen Prozess anzustoßen, können Leitfragen angewendet werden.

Des Weiteren wurden mögliche Hindernisse von Empowerment aufgeführt, auf die teilweise eingegangen wurde. Ein weiterer Aspekt ist, dass der Empowerment-Ansatz auch in der jeweiligen Einrichtung gelebt wird. Dafür hat sich der Empowerment-Zirkel bewährt.

Als mögliche und erfolgreiche Interventionen wurden das Motivational Interviewing, das Priming und das Innovationsprojekt ‚Radar' vorgestellt. Diesen Interventionen liegen verschiedene Strategien und Schwerpunkte zugrunde, um Langzeitarbeitslose zu unterstützen. Beim Motivational Interviewing wird der Fokus z. B. auf eine produktive Zusammenarbeit durch die Erkundung von Ambivalenzen und die Förderung der Veränderungsbereitschaft gelegt. Beim Priming hingegen steht die positive Veränderung der Selbstwirksamkeit durch primendes Bildmaterial im Mittelpunkt. Das Innovationsprojekt ‚Radar' ist auf Gruppenberatung fokussiert. Ein Merkmal dieser Beratung ist, dass man die betroffenen Personen bei der Lösung ihrer Probleme und der Integration in die Erwerbstätigkeit selbst aktiv und steuernd werden lässt. Das bedeutet, dass es keine vorgefertigten Maßnahmen gibt.

Es konnte aufgezeigt werden, dass Empowerment kein vorgefertigtes Konzept darstellt und dass es nicht nur einen Lösungsweg gibt. Vielmehr geht es darum, die Selbstbefähigung der betroffenen Person anzustoßen, wofür verschiedene Interventionen und Möglichkeiten zum Einsatz kommen können.

6   LITERATURVERZEICHNIS

Bermeitinger, C. (2022). *Priming im Dorsch Lexikon der Psychologie.*

   https://dorsch.hogrefe.com/stichwort/priming

Bundesagentur für Arbeit. (2022). *Berichte: Blickpunkt Arbeitsmarkt – Arbeits-*

   marksituation von langzeitarbeitslosen Menschen. https://statistik.ar-

   beitsagentur.de/DE/Statischer-Content/Statistiken/Themen-im-

   Fokus/Langzeitarbeitslosigkeit/generische-Publikationen/Langzeitar-

   beitslosigkeit.pdf;jsessio-

   nid=80D2F95DCA8A07CF47CDCAC1B5B8CBAD?__blob=publication

   File&v=13 [21.02.2023]

Bundesministerium für Arbeit und Soziales. (2023). *Neue Teilhabechancen für*

   Langzeitarbeitslose.   https://www.bmas.de/DE/Arbeit/Grundsicherung-

   Buergergeld/Beschaeftigungschanchen-im-SGB-

   II/Teilhabechancengesetz/Fragen-und-Antworten-Teilhabechancen-

   Langzeitarbeitslose/faq-teilhabechancen-langzeitarbeitslose.html

   [10.04.2023]

Bundeszentrale für gesundheitliche Aufklärung (BZgA), S. (2021). *Empower-*

   ment/Befähigung. https://doi.org/10.17623/BZGA:Q4-I010-2.0

Bundeszentrale für politische Bildung. (2022). *Folgen der Arbeitslosigkeit.*

   https://www.bpb.de/themen/arbeit/arbeitsmarktpolitik/305686/folgen-

   der-arbeitslosigkeit/#:~:text=M%C3%B6gliche%20individuelle%20Fol-

   gen%20der%20Arbeitslosigkeit,Stigmatisierung)%2C%20fa-

   mili%C3%A4re%20Spannungen%20und%20Konflikte [10.04.2023]

Dorsch, F., & Verlag Hans Huber. (2020). *Dorsch – Lexikon der Psychologie*

   (M. A. Wirtz, Hrsg.). Hogrefe.

Enggruber, R. (o. J.). *Sozialpolitische Verstrickungen des Empowerment-Kon-*

   zepts in der Sozialen Arbeit. https://soz-kult.hs-duesseldorf.de/perso-

   nen/enggruber/Documents/document(4).pdf [19.02.2023]

Faltermaier, T. (2022). *Ressourcen, gesundheitsbezogene im Dorsch Lexikon der Psychologie.* https://dorsch.hogrefe.com/stichwort/ressourcen-ge-sundheitsbezogene [25.03.2023]

Herriger, N. (2020). *Empowerment in der Sozialen Arbeit: Eine Einführung* (6., erweiterte und aktualisierte Auflage). Verlag W. Kohlhammer.

Hofmans, T., Schulze-Böing, M., & Verhagen, B. (2012). *Mit weniger mehr erreichen – Empowerment und gruppenorientierte Ansätze in der Eingliederung Arbeitsuchender in den Ersten Arbeitsmarkt.* Stadt Offenbach am Main, Amt für Arbeitsförderung, Statistik und Integration.

Lenz, A. (Hrsg.). (2011). *Empowerment: Handbuch für die ressourcenorientierte Praxis.* Dgvt-Verl.

Möbius, T., & Friedrich, S. (Hrsg.). (2010). *Ressourcenorientiert Arbeiten: Anleitung zu einem gelingenden Praxistransfer im Sozialbereich* (1. Aufl). VS Verlag für Sozialwissenschaften.

Radar. (2020). *Over Radar.* https://www.radar-groep.nl/over-radar/ [08.04.2023]

Reichardt, C., & Gastmeier, P. (2013). „Patient Empowerment". *Krankenhaushygiene up2date, 08*(03), 157–164. https://doi.org/10.1055/s-0033-1344688

Schermuly, C. C. (2016). Empowerment: Die Mitarbeiter stärken und entwickeln. In J. Felfe & R. Van Dick (Hrsg.), *Handbuch Mitarbeiterführung* (S. 15–26). Springer Berlin Heidelberg. https://doi.org/10.1007/978-3-642-55080-5_25

Sozialgesetzbuch. (2022). *§ 18 SGB III Langzeitarbeitslose.* https://www.sozialgesetzbuch-sgb.de/sgbiii/18.html [28.03.2023]

Statista. (2023). *Anteil der Langzeitarbeitslosen an allen Arbeitslosen in Deutschland von 1993 bis 2023.*

https://de.statista.com/statistik/daten/studie/17425/umfrage/anteil-der-langzeitarbeitslosen-in-deutschland/#:~:text=Der%20An-teil%20der%20Langzeitarbeitslosen%20an,885.000%20Langzeitar-beitslose. [28.03.2023]

Theunissen, G., & Plaute, W. (2002). *Handbuch Empowerment und Heilpäda-gogik*. Lambertus.

Wettstein, F. (2016). Empowerment in der Gesundheitsförderung. *SuchtMaga-zin, 42*(3), 16–20. http://hdl.handle.net/11654/25325

Wicker, M. (2022). *Effekte von Priming auf die berufliche Selbstwirksamkeitser-wartung älterer Arbeitsloser. Dvb-script 1/2022*. Deutscher Verband für Bildungs- und Berufsberatung e.V. (dvb). https://www.dvb-fachver-band.de/wp-content/uplo-ads/2022/09/JLR_Preis_Marlene_Wicker_dvb_Script_1_2022.pdf [04.04.2023]

Wicker, M. (2023). Mit Kleinem Großes bewirken. *dvb forum, 62*(1), 62–67.